漫话中药
——育儿日记

主 编 张慧卿 王怡超 杨葛亮

上海科学技术出版社

图书在版编目（ＣＩＰ）数据

育儿日记 / 张慧卿，王怡超，杨葛亮主编. -- 上海：
上海科学技术出版社，2022.7
（漫话中药）
ISBN 978-7-5478-5678-9

Ⅰ. ①育… Ⅱ. ①张… ②王… ③杨… Ⅲ. ①中医产
科学－中药疗法②中医儿科学－中药疗法 Ⅳ.
①R271.4②R272

中国版本图书馆CIP数据核字(2022)第094316号

本书的编写工作得到了"上海市进一步加快中医药事业发
展三年行动计划"项目资助，资助项目编号为：ZY3-WHJS-1-
0001、ZY（2018-2020）-WHJS-1003。

漫话中药——育儿日记

主　编　张慧卿　王怡超　杨葛亮

上海世纪出版(集团)有限公司
上海 科 学 技 术 出 版 社　出版、发行
（上海市闵行区号景路159弄A座9F-10F）
邮政编码201101　　www.sstp.cn
上海盛通时代印刷有限公司印刷
开本 889×1194　1/32　印张 3.125
字数 40千字
2022年7月第1版　2022年7月第1次印刷
ISBN 978-7-5478-5678-9 / R · 2492
定价：38.00元

内容提要

本书通过一位新妈妈的日记，将女性生育过程中常见的如妊娠反应、孕期水肿、产后乳汁不足、乳腺炎等常见症状和疾病，以及育儿阶段常见的如幼儿夜间多汗、小儿尿布疹、湿疹、腹泻等25种"小问题、小麻烦"串联起来，深入浅出地讲解了相关知识，并帮助新手爸妈运用常见中药来解决这些"小问题、小麻烦"。

本书创新性地以日记形式行文，寓教于乐，让新手爸妈学而不累、读之不烦，既轻松诙谐，又不失科学严谨，将枯燥深奥的中医药知识故事化、形象化。同时，本书每一个小故事都配有3D动漫，读者可通过扫描二维码的方式进一步了解日记故事情节、学习育儿知识。

本书可供孕期及育儿期父母、广大青少年及中医药爱好者参考阅读。

编委会名单

主　编　张慧卿　王怡超　杨葛亮

副主编　孙东东　王晨曦　向　兴

　　　　龚彦溶　石　磊　柳金梅

编　委（以姓氏笔画为序）

　　　　王　纳　王怡超　王晨曦

　　　　石　磊　吕　梁　吕书香

　　　　向　兴　刘益群　孙东东

　　　　李湘霖　杨葛亮　张慧卿

　　　　徐人杰　黄　念　龚彦溶

　　　　柳金梅　蔡孟成

前言

中医药是中华民族的伟大财富，是我国传统文化的重要载体。继承传统文化，弘扬中医知识，增强民族自豪感，提升文化自信度，惠及人民健康，是中医药从业者义不容辞的责任。

自《黄帝内经》以降，中医在治疗孕妇和抚育幼儿方面积累了丰富的经验。《经效产宝》《小儿药证直诀》《活幼心书》等优秀的妇儿专科著作，不但奠定了中医妇科和儿科的基础，更为中华民族的繁衍生息做出了卓越贡献。其中不少育儿经验广泛流传于民间，某些至今仍为大众所运用。然而随着社会的飞速发展，越来越多的人疲于阅读相关中医育儿书籍，不少"伪科普"更是趁虚而入，混淆视听，常使新爸妈们陷入焦虑无助的泥潭。因此，如何传播正确的中医育儿知识，使中医药走进人民生活，服务百姓，造福人类，正是中医人的历史使命，也是科普的意义所在。

我们认为普及正确中医育儿知识的关键在于"如何用大众喜闻乐见的形式，将言传困难的中医药知识表达出来"，让大家一看就懂、一学就会。所以我们尝试用日记行文，同时以3D动漫为载体，还原家庭育儿问题，串联起孕期及婴幼儿常见疾病，在故事的起承转合中讲述育儿知识，展现中医魅力。同时，融娱乐性和实用性于一体，兼顾成年人和孩童的阅读需求和喜好，闲时可以当动漫小说看，应急时又可当救急宝典用，更可作为家庭亲子读物，增加中国儿童的中医药知识。一缕药香越古今，昔日孩童已少年。对于少年儿童，我们由衷地希望本书能够培养他们对中国传统文化和中医药文化的兴趣，播下国粹传承的种子，树立文化自信的意识，肩负起传承中华文明的重任。

《漫话中药——育儿日记》是"漫话中药"中医科普系列书籍的第三册，亦是海军军医大学中医系师生长期致力于中医药科普工作的成果之一。希望本书的出版能够教授广大读者利用身边常见的中药来解决育儿过程中碰到的小问题小麻烦，普及中医药育儿保健的科学方法和基本知识，更好地将中医药育儿预防保健理念送到千家万户。

本书得以出版，要感谢上海市卫生健康委员会、上海市中医药管理局、海军军医大学各级领导和老师的指导与帮助，感谢北京京商文化传播有限责任公司、上海践新文化传播有限公司在动漫制作及推广方面的大力支持。感谢上海市卫生健康委员会中医药传承发展处姚玮莉处长、聂爱国处长、王翀老师、周殷老师，云南中医药大学熊磊校长，海军军医大学第一附属医院中医妇科俞超芹主任医师，海军军医大学第二附属医院妇产科胡电副主任医师、儿科帅瑞雪主治医师，上海中医药大学附属曙光医院儿科沈健主任医师，上海中医药大学附属岳阳中西医结合医院肿瘤一科许玲主任医师、龚亚斌主任医师，同济大学附属杨浦医院中医科杨学副主任医师，复旦大学附属肿瘤医院闵行分院中医科沈婕副主任医师。还要特别感谢一直以来支持"漫话中药"系列的小伙伴以及广大读者，你们提出的宝贵建议，我们都予以采纳。我们何其幸运，有你们的热爱和支持！

　　本书的编写、动漫的制作和出版是全体编委共同努力的成果，感谢大家无私的付出！希望本书的出版能为中医药科普献上一份绵薄之力！由于作者水平有限，书中难免有错误和疏漏，恳请广大读者批评指正。

《漫话中药》编委会

2022年6月

序一

"早来乾鹊鸣檐楹，报我庭阶玉树生。告白祖宗知积善，喧传奴婢总欢声"。生儿育女常常是家庭里最开心和重要的事。作为医生，我深知每一个新生命的到来，在喜悦背后所伴随的艰辛付出；作为母亲，我也曾从梦兰到六甲，自汤饼至束发，这些摆设在前的道道关卡，稍有不慎，贻祸万千。怀孕育儿，何其难也！

生于华夏，何其幸也。中医药作为中华瑰宝，对于孕期和育儿过程中碰到的问题，常有出奇制胜的妙招，护佑着代代华夏子孙生生不息，令人随喜赞叹。然而医理深邃、中药繁杂，如何在浩如烟海、汗牛充栋的中医典籍中将这些护佑常识化繁为简、进一步提炼和推广，使老百姓以"简""便""效""廉"的方式真正运用在自家孩子身上，是每个中医师需要思考的问题。

机缘巧合，我有幸得到海军军医大学张慧卿副教授等人的新书稿《漫话中药——育儿日记》。通阅全文，本书通过一位新妈妈的日记，展现了小景天成长过程中的点点滴滴。通过这一则则简短的日记，将一位妈妈从孕期至育儿阶段常见的小问题小麻烦串联起来，让读者系统性地了解育儿知识，并学会用身边常见中药来解决健康问题。在读这一篇篇的故事中，我身临其境地感受到怀孕伊始的喜悦，胎位不正的焦虑，小生命到来的欣喜，孩子生病时的焦急……每每山穷水尽，便有"老中医爷爷威灵仙"频频相助、屡出奇招，让人不禁由衷赞叹中医疗效之神奇、中华文化之精深。

总体而言，本书构思巧妙，内容新颖。其特点有三：一是创新性地以日记形式行文，既可连串当成日常家庭故事阅读，又可分段作为育儿"救急"宝典使用；二是寓教于乐，让新手爸妈学而不累、读之不烦，在轻松诙谐的同时，不失科学严谨，将枯燥深奥的中医药知识故事化、形象化；三是贴近生活，使中医药更加具有亲和力，针对女性生育过程中常见的问题，与幼儿成长过程中常见的16种疾病，给出科学解释和切实可行的建议，将实用的中医技术普及化。

书中自有颜如玉，书中自有黄金屋，希望通过阅读本书，广大家长及中医爱好者能解除家庭育儿困局，让祖国医学更好地造福广大妇女儿童。付梓之际，谨以为序。

岐黄学者　云南中医药大学校长

中华中医药学会儿科分会主任委员

2022年6月

序二

　　非常有幸品读了我校中医系师生作为主创团队创作的《漫话中药——育儿日记》一书。该书创新性地用书写日记的方式，以妈妈为第一人称，讲述了一个普通家庭从生命孕育到小儿生长发育期间常见的25种"小问题小麻烦"，以及如何用身边常见的中药来解决，并且以3D动漫为载体，将日记故事情节进行了生动的解读和诠释。这种轻松有趣的"读日记、看动漫"的科普形式，将晦涩难懂、医理深奥的医学及本草知识融入通俗易懂的家庭故事中，特别适合育龄育儿阶段的广大群众，且具有厚重的新时代气息。

　　新手爸妈由于生育经验缺乏，又容易被"伪科普"所障目，一见风吹草动便视作洪水猛兽，如孕期忌口，螃蟹是否真的不能吃？妊娠反应、孕期水肿、胎位不正，中医是否能出奇招？产后乳汁不足、便秘、乳腺炎该如何预防和治疗？又如幼儿夜间多汗、发热、烧烫伤等，常让家长辗转不安，小儿尿布疹、湿疹、腹泻、不吃饭、频流口水、手足口病又该怎么办？诸多问题，本书都用中医学和现代医学的知识一一作答，并给出相应的中医小妙招，以期对新手爸妈有所帮助。

改革开放40余年以来，我们国家在妇儿卫生保健等方面取得了巨大突破与成就，得益于一代代妇产科、儿科及中医专家的辛勤付出；也得益于大批像本书编写团队一样拥有科普情怀的人，一方面提供了优质的预防保健及医疗服务，另一方面播散了相关的科普知识哺育大众，提高大家的卫生保健意识和理念。

除了日常的医疗、科研、教学工作，我们应当勇于承担更多的科普及相关的社会责任。进入"十四五"时期，我们面临着社会老龄化、育龄期妇女人口数量下滑、社会生育欲望减退、中小学生"双减"政策落地等新的挑战，如何高质量"孕产和育儿"将成为全社会的一项大课题，需要我们群策群力、团结协作，动员不同学科资源和力量协调解决。本书正是成书于这样的时代背景之下，因此别有一番意义。在此，我也希望更多的医务人员，能够充分发挥自身的专业知识和主观能动性，以问题为导向，积极为新时代"健康育儿"——这一主旨贡献更多的力量。

中国中西医结合学会妇产科专业委员会主任委员

海军军医大学第一附属医院中医妇科主任

2022年6月

剧中人物介绍

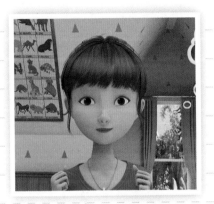

主人公 紫菀（全职妈妈）

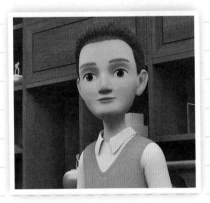

主人公的丈夫 路路通（商人）

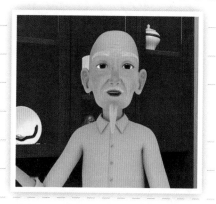

主人公的公公、孩子的爷爷 威灵仙（老中医）

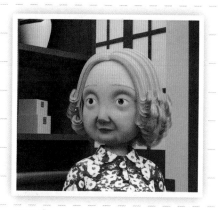

主人公的婆婆、孩子的奶奶 半夏（退休公务员）

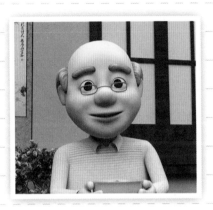

主人公的父亲、孩子的外公　罗汉果（退休教师）

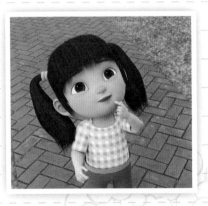

主人公的女儿　紫苏（出生于2012年）

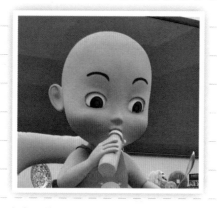

主人公的儿子　景天（出生于2016年）

CONTENTS 目录

1　妊娠反应

2015.09.01　阵雨

　　最近每天起床就想吐，月经也延后十多天了，莫非又怀孕了？一早就和老公往妇幼保健院赶，验了血，做了B超。哈哈，果然心想事成，紫苏（我的女儿）就要有弟弟或妹妹啦！

　　中午，一直盼望抱二胎的奶奶（我的婆婆）专门做了一桌丰盛的饭菜。可我还没动筷子呢，一阵恶心涌上来，又吐了。这次感觉胆汁都要吐出来了～^～！爷爷（我的公公）见状说："喝点生姜汁吧，生姜可是'呕家圣药'。"我直摇头："难喝！想想就要吐。"爷爷和蔼地说："没关系，我再给生姜配个'伴侣'。"他起身走进厨房，拿出了刚买的甘蔗，让奶奶把生姜和甘蔗一起榨汁。"甘蔗不但可以平衡生姜的热性，还能增加生姜的止呕作用呢！而且这两种食物合在一起，口感也不错的！"我接过杯子，一饮而尽，味道果然棒棒哒！爷爷还教我，想吐的时候也可以按压前臂内侧的内关穴！双管齐下，呕吐症状果然得到明显改善，吃起饭菜来也香香的^∨^！

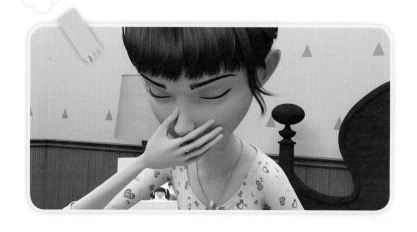

妊娠反应是指妇女怀孕初期，出现恶心、呕吐、眩晕、胸闷，甚至恶闻食味，或食入即吐等症状。一般出现在妊娠前3个月。

防治妊娠反应的发生，应从以下几方面着手：① 在妊娠早期出现的轻微恶心呕吐，多属于正常反应，3个月左右可消失，孕妇不要有过重的思想负担。② 减少或避免接触诱发呕吐的因素，如烟、酒、厨房油烟、油漆、涂料、杀虫剂等的刺激。呕吐后应立即清除呕吐物，以避免恶性刺激。③ 饮食应选择有营养、易消化之品，避免进食不洁、腐败、过期的食物。④ 适当多饮水，多食新鲜的蔬果，保持大便通畅。⑤ 采取一些简单的治疗方法，如服用生姜甘蔗汁，按压内关穴（腕横纹上2寸，两条肌腱之间）等。

妊娠初期出现孕吐等妊娠反应是正常的，一般无需就医治疗。但有些孕妇的呕吐症状非常严重，有可能会导致脱水、严重疲劳、体重下降、吐血，甚至无法进食。若出现此类情况，准妈妈应该立即就医治疗，以防影响胎儿。

扫二维码，观看动漫

2　慎食螃蟹

2015.09.27　晴转多云 ☁

　　今天是中秋节，奶奶做了一桌丰盛的饭菜。哇！还有我最爱吃的大闸蟹！一定是老公买来给我解馋的^ v ^。而且大闸蟹营养丰富，还可以给我肚子里的小景天补充优质蛋白呢！想到这我就忍不住伸手去拿螃蟹。手还没碰到螃蟹呢就被爸爸挡了回来，他严厉地告诫我："你不能吃螃蟹！"我委屈道："为什么啊？""螃蟹对孕妇不利，你最好别吃！"一旁的奶奶也接话道："是的是的！前两天看新闻说一个孕妇连吃好几只螃蟹，先兆流产了呢！"这倒是第一次听说，我疑惑地看着爸爸。爸爸解释道："螃蟹有活血化瘀的作用，尤其是蟹钳。在古代，蟹钳还被列为孕妇的禁忌药呢！当然，会不会造成流产，这和个人体质有很大关系。不过我建议你最好还是忍一忍吧。"唉！我只能看着一大盘红艳艳的大螃蟹流口水啦◡ ⌒ ◡ !

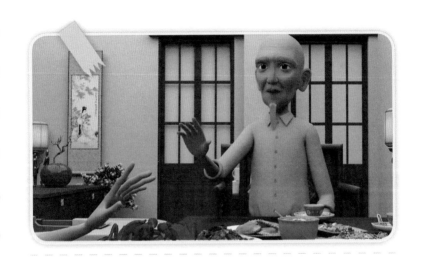

中医认为螃蟹性寒，具有活血作用，所以孕妇不宜食用螃蟹。尤其是蟹钳，活血化瘀作用更强，甚至可以入药。《本草纲目》记载蟹钳可以"堕生胎，下死胎"。所以在古代，蟹钳就被列为妊娠禁忌药，如流传甚广的中药妊娠禁忌歌诀中，就有蟹钳的身影："硇砂干漆蟹爪甲……"歌诀中提到的蟹爪甲就是蟹钳。现代亦有吃多了螃蟹造成孕妇流产的新闻报道。但从营养学的角度来看，螃蟹富含优质蛋白、矿物质等营养成分，而这些对孕妇身体是有益的，所以也有人对孕期吃螃蟹是持支持态度的。

那么吃螃蟹到底会不会造成流产呢？主要还是跟食用螃蟹的数量及孕妇自身体质有关。对于体质偏寒的孕妇，尤其是有习惯性流产病史的孕妇不要吃螃蟹。对于其他健康孕妇，建议谨慎食用，尤其是蟹钳。

3　孕期水肿

2016.03.10　小雨转多云 ☁

　　时间过得真快，一晃已经怀孕8个月了，小景天每天都要在我的肚子里伸展手脚，闭着眼我都能想到他那活泼可爱的小模样了。今天午睡醒来，下床穿鞋时发现脚肿得厉害，连拖鞋都穿不进去了。我突然想到，家里还有些能利水消肿的薏米，这可是个好东西，不仅营养丰富，还能改善我的脚肿呢＾∨＾。于是我就想让刚好来串门的外公（我的爸爸）给我熬点薏米红豆粥来喝。外公说："薏米红豆粥可以熬，但是你可不能喝哦，让我来替你喝，哈哈。"我很气愤："你还是我老爸吗？关爱孕妇，人人有责啊！"外公呵呵一笑，说："爷爷早就关照过了，孕妇是不能吃薏米的。因为薏米会促进子宫收缩，要是吃得多还有可能导致流产呢！"我吓出一身冷汗！这时背后突然响起了爷爷的声音："孕期水肿是很常见的。睡觉时可以在脚后垫个枕头，坐着时也可以把腿抬高。平常可以多吃点冬瓜、喝点玉米须煮的水。这些方法都可以改善水肿。"我不禁赞叹道："果然还是爷爷经验老到啊！"爷爷将了将胡须转头对外公说："亲家，就由我和你一同来分享这美味吧。哈哈哈！"唉！螃蟹也不能吃，薏米粥也不能喝，真是苦死我了～＾～！

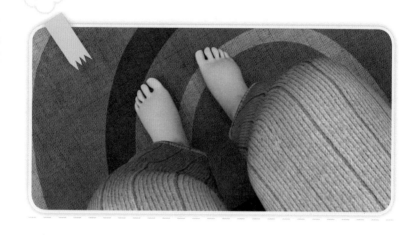

孕期水肿是不少准妈妈在妊娠的中后期都会面临的问题，有的女性不但腿脚部水肿，整个身体都肿胀。主要是增大的子宫压迫腹部血管，使盆腔及下肢血管内的血液回流不畅，渗透到组织间隙形成水肿，以及孕期血容量增加、内分泌变化等原因，造成孕妇体内水、钠潴留较多，引起水肿。

对于妊娠中后期的孕妇来讲，可以采取以下几点防治孕期水肿：① 注意休息。平时站立时间不宜过长，因为站立时，血液更多滞于下肢，会加重水肿。所以应当多卧床休息，坐着时可以把双腿抬高，利于血液回流，减轻水肿的症状。② 适当的运动。可以选择散步、游泳或者是借助楼梯进行上下走动。这些运动都可以让腿部肌肉很好地收缩，减轻腿部静脉血回流不畅的问题。③ 注意饮食平衡。多吃清淡的食物，不要吃得过咸，适当控制水分的摄入，多吃鱼、虾、蛋、奶、豆制品等富含优质蛋白的食物。④ 也可采用食疗的方法来缓解水肿，如吃冬瓜、赤小豆，或用冬瓜皮、玉米须煮水饮用。这些方法都能在一定程度上缓解孕期水肿。需要注意的是，虽然薏苡仁（即薏米）是治疗水肿的药食两用佳品，但薏苡仁对子宫平滑肌有兴奋作用，可促进子宫收缩，有诱发流产的可能，所以怀孕的妇女应该注意，尽量不要食用。

4 胎位不正

　　马上就要"卸货"了，产检也越来越频繁，几乎一周就得一次。今天做B超，医生告诉我肚子里的小景天现在是头位，这也就意味着我可以自然分娩啦＾ｖ＾！这功劳可得归于爷爷！自打上个月做B超得知胎儿是臀位后，每天晚上爷爷、奶奶轮流艾灸我的足小趾外侧的至阴穴，一次整整半小时。当初我对这种方法是不抱太大希望的，因为景天已经八个多月了，医生都说孩子这么大能转成头位的可能性不大，我也已经做好剖腹产的准备了。现在听到这个好消息，真是喜出望外，我美丽的肚皮可以免挨一刀啦！真是家有一老，胜有一宝啊＾ｖ＾！

　　回家路上，我特意给爷爷买了他最爱喝的女儿红酒，好好犒劳一下大功臣！

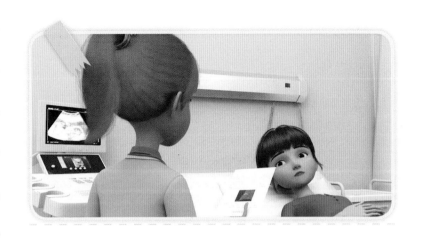

胎位不正是指妊娠30周以上的孕妇，其胎儿在宫内的位置异常。发现胎位不正后不必惊慌，可采取以下措施尝试解决：① 膝胸卧位法：在硬板床上，胸膝着床，臀部高举，大腿和床垂直，胸部要尽量接近床面，但要注意做前要松开裤带。每天2次，每次做10分钟，连续做1周。高血压、心脏病患者禁用此法。② 艾灸至阴穴：至阴穴位于足小趾外侧距甲角0.1寸左右，为治疗胎位不正的常用穴位。用点燃的艾条艾灸至阴穴时，不要离皮肤太近，以免灼伤皮肤。每次灸15～20分钟，每天1～2次，7天为1个疗程。

但因骨盆狭小、双胎、产道肿瘤、子宫及胎儿畸形等器质性原因造成的胎位不正，禁止自我治疗，以免延误治疗。此外，如果妊娠36周胎位仍不正，临产之前能转正的机会就很小，孕妇应积极向医生咨询，以母婴安全为前提，决定选择顺产还是剖宫产。

5 乳汁不足

2016.05.04　晴转阴 ☁️

　　小景天出生已经三天了，今天我们母子就可以出院回家啦 ^v^！全家人都很兴奋，外公和爷爷一早就候在医院门口了。一进家门，奶奶赶紧端出一碗汤，说："你现在奶水不多，快尝尝我为你特制的猪蹄汤，能下奶！"说到这奶水问题，确实有点愁人 ⌣^^。景天胃口很好，但是我的奶水不足，他常常会吃不饱。想到这，我赶紧接过汤碗，一股脑儿喝下了猪蹄汤。喝完才发觉这猪蹄汤里还有一股淡淡的中药味。我好奇地问奶奶："这里面怎么还有中药啊？"奶奶说："对，里面有黄芪、当归，还有路路通！再加上猪蹄，可以给你补养气血，通经下乳，保证你奶水充足，把我们的景天养得白白胖胖的！"哎呀，看来这个带着中药味的猪蹄汤我隔三差五就得喝了。这浓浓的汤汁估计会让我的体重直线飙升，但为了景天的口粮问题，做妈妈的也只能把身材暂时抛到脑后去了！

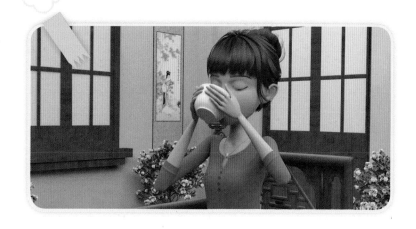

在新生命到来的同时，除了幸福和兴奋，很多新手妈妈们都会遇到奶水不足的困扰。预防奶水不足，产妇要做到"三早"——早接触、早吮吸、早开奶。频繁有效的吮吸，可以促进母亲体内泌乳素的分泌，增加泌乳量，这是母乳喂养最成功有效的方法。同时配合乳房按摩，帮助增加乳汁分泌。

在我国民间，食补食疗基本上是很多新妈妈的必经之路。饮食确实能对增加泌乳量起到一定的作用。路路通、通草、丝瓜络等是常用的下乳中药材，配伍补养气血的黄芪、当归等，加上下乳食材，如猪蹄、鲫鱼等一起熬制，能为妈妈补充营养，增加乳汁。实在怕发胖的妈妈，可以把中药加在豆芽汤中，也可以补充奶水。

当然，奶水不足有精神心理因素、授乳方法不当、妈妈身体因素等多种原因。妈妈应根据不同情况采取相应的措施，才能取得预期的疗效。

6 产后便秘

2016.05.06 阵雨转多云

今天是产后第五天了，可是我居然还没排过大便，想想就很闹心∽ˇ∽！我不得已告诉了奶奶，奶奶说："哎呀！都怪我，都怪我，这几天光顾着给你下奶水，忘了给你补充蔬菜了。"爸爸凑过来说："水果也要吃一些，我去给你买点。"奶奶说："坐月子，水果太凉，好像不太适合吃吧？"爸爸说："不宜生冷是对的，但每天补充适当的水果也是必需的。"说完就出门去买水果了。

午饭时，奶奶特别为我做了一道专属小菜——麻油拌菠菜，很清爽可口哦！吃完饭，老公又端出一个小碗放在我面前："这是我按照老爷子的指示，亲自为你秘制的甜品——冰糖炖香蕉！"味道简直不要太赞哦ˇ∨ˇ！下午我还吃了一个奶奶削好的猕猴桃呢。

临睡前终于排出了产后第一次便便，全身感觉轻快了不少！虽然孕育的过程很辛苦，不过有可爱的宝宝和家人的陪伴，一切都是值得的。

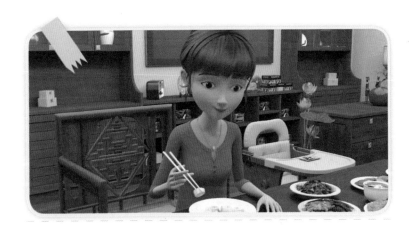

当了妈妈很幸福，可是一种难言之隐——便秘，是很多新妈妈产后都会面临的问题，特别是月子里的妈妈，她们患便秘的比例高达40%。这主要是由于产后胃肠道蠕动无力、腹肌和盆底肌无力，以及饮食结构不合理、卧床时间过长、缺乏活动等多种原因所导致。

合理的饮食可以有效防治便秘：① 充足的汤水。充足的水分摄入能增加粪便含水量，有助于排便。建议每天至少饮用1 200毫升水，最好早上空腹时喝一杯温开水。② 适量果蔬。很多人都认为果蔬性寒，坐月子不能吃。其实果蔬中含有丰富的矿物质、维生素和膳食纤维，尤其是膳食纤维有利于缓解便秘。所以每天要摄入一定量的果蔬。冬天天气寒冷可以用开水烫一下水果再食用。③ 主食要粗细搭配，建议将燕麦、荞麦、玉米等粗粮加入膳食中。

　　另外，有些妈妈，尤其是剖腹产或会阴撕裂的妈妈，因为伤口的原因，月子期间都不下床活动，这样会大大增加便秘风险。应当做一些力所能及的活动，不仅有助于防治便秘，更有助于身体尽早恢复。也可以采取按摩腹部的方式：双手套叠放于腹部，顺时针（从右下腹开始，向上揉至右肋下，拐向左，揉至左肋下，拐向下，揉至耻骨部），揉时用力适度，动作轻柔。如果是剖宫产，可以一手轻按伤口，一手按摩。

7 乳腺炎

2016.06.05　晴　☀

　　接连几天的阴雨天气让人感觉都要发霉了！难得今天是个大晴天，我的小景天也满月啦！趁着这难得的好天气，我们一家人驱车去郊外游玩。这可是我产后第一次出门，真的是有种重返大自然的感觉啊＾∨＾！我和老公轮流抱着景天，让小景天晒晒太阳补补钙。而爷爷和奶奶则带着紫苏在田边认植物、挖野菜。不一会儿，他们就挖了满满一大筐。

　　小紫苏现学现卖，给我们展示祖孙三人的劳动成果。"这是马齿苋，这是鱼腥草，它们都被称为天然抗生素！"爷爷在旁边不住地点头："春夏时节，多吃点马齿苋、鱼腥草，可以防治多种胃肠道感染性疾病。"接着，紫苏又举起一株开着小黄花的植物，伸到我眼前说："妈妈，你照顾小弟弟辛苦啦，这是我专门为你采挖的蒲公英。"爷爷笑着说道："你现在在喂奶，喂奶时最怕得乳腺炎。偶尔吃吃蒲公英不仅可以预防，还能有一定的治疗作用呢。凉拌一下，味道也很不错呢！"一旁的奶奶发话了："依我看啊，还是要养成良好的喂奶习惯，保持心情舒畅比吃什么都重要。""真是我的乖女儿，好爸妈！"我搂着紫苏舒心地笑了＾∨＾。

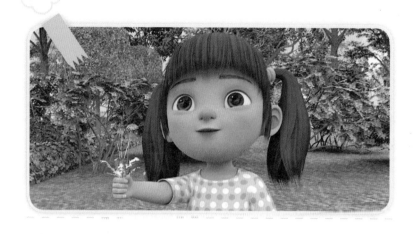

产后乳腺炎是产妇产褥期常见的一种疾病，多为急性乳腺炎。该病的具体表现为发热、乳房热痛、局部红肿，甚至化脓等。常发生于产后 1 ～ 2 个月的哺乳期妇女。

蒲公英集清热解毒、消肿散结、通经下乳的功效于一身，擅长治疗各种痈肿疮毒（类似于化脓性感染），最擅长治疗乳痈（即乳腺炎），是中医治疗乳痈的要药。有"天然抗生素"之称的蒲公英，经研究证实，对多种致病菌都有较强的抑制作用，包括金黄色葡萄球菌、溶血性链球菌等，而这两种细菌也是急性乳腺炎的主要致病菌。此外，蒲公英还能使乳腺管通畅，从而有效防治乳腺炎。新鲜的蒲公英可做野菜食用，建议哺乳期妇女适当食用。冬季无鲜品时，可去药店购买蒲公英饮片煎汤饮用，有助于防治乳腺炎。若病情加重或进入化脓性阶段，应及时就医治疗。

哺乳期乳腺炎的发病往往会影响妈妈的产后恢复，因此做好哺乳期乳腺炎的预防很重要。中医提倡"治未病"，建议各位妈妈在孕期就适当按摩乳房，保持乳络通畅；哺乳期坚持母乳喂养，喂奶前后注意清洁，预防乳头受伤。若出现继发性乳胀的情况，可采用按摩热敷。

8 乳头皲裂

2016.11.28 多云 ☁

　　一转眼景天已经七个月大了，他最喜欢对着人笑了。他一笑，就能看到他四颗碎玉般的小牙齿，看得我欣然自喜。但麻烦事儿也来了，给他喂奶的时候，乳头不止一次被他咬破，那是撕心裂肺的疼啊！景天又不爱喝奶瓶，真是愁人◡⌒◡！后来我买了个乳胶乳头，喂奶时套在乳头外面，确实让疼痛缓解了不少。但是乳头皲裂处却一直没有愈合……看到我愁眉不展的样子，奶奶又心痛又无奈。

　　一天，奶奶拿来一瓶油，让我每次喂好奶，温水清洁之后涂抹于皲裂处。大约涂抹了四五天，今天一看乳头皲裂处竟然愈合了⌒∨⌒！欣喜之余，我一路小跑找到奶奶，想要好好问问这到底是什么神油！奶奶说："爷爷煮了几个鸡蛋，将煮熟的蛋黄取出捣碎，在铁锅中不停地翻炒，直至出油，这就是传说中的蛋黄油。"这个办法真好，既简单又实用，我今天又学到了一招。

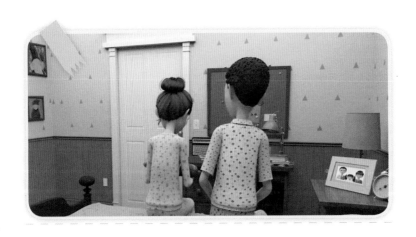

取新鲜鸡蛋数个，煮熟后剥壳去蛋白。将蛋黄压碎成细末后置于铁锅内，小火翻炒，待蛋黄由黄色变成黑色，锅内发出"吱、吱"响声并有油溢出时，关火冷却。然后取出蛋黄油，除去焦渣，将油贮存于小瓶内，冷却后放冰箱备用。这就是蛋黄油。中医用蛋黄油治病，历史悠久。如《本草纲目》记载："鸡卵炒取油，和粉敷头疮……鸡卵黄熬油搽之，治杖疮已破，甚妙。"

几乎每个哺乳的妈妈都有乳头被宝宝咬伤的经历。治疗乳头皲裂可以涂抹羊脂膏，或者金霉素、莫匹罗星等抗生素药膏防止感染，但下次喂奶前一定要清洗干净，别让宝宝吞服或接触。而如果在乳头皲裂处涂抹自制的蛋黄油，不仅具有消肿止痛、促进创面愈合的作用，而且宝宝一不小心将蛋黄油吃进去也没关系。

9　断　奶

2017.05.01　多云

　　时间过得真快，一晃小景天都一岁了，长得虎头虎脑的，特喜欢腻歪着我。不过，给他断奶一事也迫在眉睫了。那就从"五一"小长假开始吧！昨天外公就把小景天接去了，这可是我第一次和他分开，还真挺想这小家伙的╰(＾ ＾)╮。

　　今天一大早，奶奶就准备了一大碗麦芽汤让我喝。我摇摇头说："开始断奶了，就不要再喝这些开胃的东西了！"这时，爷爷却说道："让你喝麦芽汤就是为了帮你断奶呀！""啊？"我一头雾水地问道："麦芽不是消食的吗？"爷爷一捋胡子说："没错，小剂量的麦芽煮汤确实有消食的作用，不过大剂量的麦芽煮汤却能够回奶。这碗汤里面可是足有60克的生麦芽和60克的炒麦芽！你要喝上好几天呢！"我接过碗，一股熟悉的大麦茶的清香扑鼻而来，轻抿一口，味道还真不错哩＾∨＾！"这麦芽汤就是我们平常喝的大麦茶吧？""非也非也！"爷爷不紧不慢地说，"虽然它们用的都是大麦，但炒过的大麦制成的是大麦茶，发了芽的大麦制成的是麦芽汤。"我接着问："那喂奶期间，岂不是大麦茶也不能喝了吗？""对！大麦茶也有一定的回奶作用，所以还是少喝为妙！"今天又跟爷爷学了一招，回头和姐妹们分享分享。

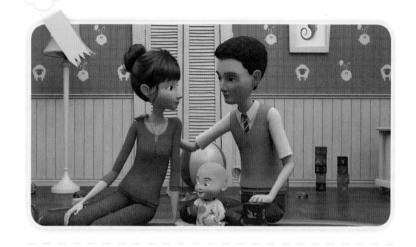

妈妈因各种原因不能再给宝宝喂奶了，但仍在分泌奶水，甚至有时奶水还较多，乳房很胀，严重者可能会形成乳腺炎。所以断奶时需要采取一些方法来减少乳汁的分泌，如可以用中药麦芽（大麦的成熟果实经发芽干燥而成）来帮忙。用大剂量（120克最为常用）的炒麦芽或生麦芽煎汤服用3～5天，可有助于回奶或减少乳汁分泌。若断奶期间奶涨得厉害，还可配合中药芒硝外敷乳房消胀。切记在断奶过程中不要吃发奶的汤类食品，更不要因奶涨而去挤奶，或者让宝宝吮吸。

还要提醒大家的是大剂量的麦芽才能发挥回奶作用！常规剂量（10～30克）麦芽一般多用于治疗各种饮食积滞，尤其是米、面、薯、芋等淀粉类食积效果最好。

10 尿布疹

2017.05.20 多云 ☁

前天晚上，奶奶给景天洗澡时发现景天的小屁屁红了！一碰水，景天还莫名地大哭起来。半夜，景天突然醒了，已经很久半夜没醒过的他开始哼哼唧唧地哭，边哭还边喊着疼。我很担心，景天是不是得了什么怪病啊〉＿〈？我摸了一下纸尿裤，发现已经很厚实了，赶紧帮他换了一个。

昨天一大早，爷爷特地跑来看了景天的小屁屁，哈哈一笑道："小问题，小问题，我用10元钱就能解决。"说完，他一路小跑去了药店，买来了鱼腥草和盐酸金霉素眼膏。鱼腥草用来煮水给景天洗屁屁，洗好后擦干，在发红的地方涂抹了盐酸金霉素眼膏。总共上了3次药，今天早晨起床一看，景天的红屁屁基本好了＾∨＾！小便和洗澡的时候也不哭闹了。爷爷真厉害！

爷爷哈哈一笑说："现在天气热了，纸尿裤包着屁屁不透气，容易发这种尿布疹，所以接下来尽量不要用纸尿裤了。景天已经一岁了，紫苏像他这么大的时候早就会自己上厕所啦！从今天开始，锻炼景天上厕所的事情就交给我好了！"我默默一算，哈哈，看来又可以省一笔开销啦！

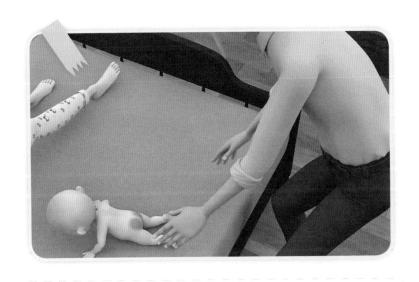

尿布疹，俗称红屁股，表现为患儿臀部与尿布接触区域的皮肤发红、发肿，甚至出现溃烂、感染。尿布疹发生的主要原因是婴幼儿的皮肤娇嫩、角质层薄，容易对不良刺激产生病变。如排便后照料者没能及时处理更换尿布，使其臀部变得过于潮湿。在这种情况下，婴幼儿臀部皮肤上的天然酸性保护膜就会被破坏。皮肤表面的角质层在尿便中的尿素、细菌等的作用下，很容易被刺激物磨损、渗透，最终导致皮肤受损、发红、甚至感染，引发尿布疹。因此，对于尿布疹的防治来说，选择透气的尿布，及时更换尿布，便后清洁臀部并使用护臀霜，使婴幼儿的臀部尽量保持干爽、清洁最为关键。

若尿布疹已产生，当皮肤发红，特别是破溃时，不要用肥皂清洗，以避免刺激局部。尿布疹的治疗，局部可涂鞣酸软膏，但鞣酸软膏只能用于无破损的患处，有小面积破溃、渗出的尿布疹可局部使用氧化锌软膏。鱼腥草作为常用的清热解毒中药，可煎汤外洗患处，配合具有杀菌作用的盐酸金霉素眼膏，双管齐下，治疗尿布疹效果更佳。各位深受尿布疹困扰的家长不妨一试，无论有无皮肤破损均可使用。

11 湿疹

2017.05.30 多云

　　今天是农历五月初五端午节。早上起床，我发现门前已经挂上了几枝新鲜的艾草。听爷爷说，因为农历五月，天气慢慢变热，雨水也逐渐增多，湿热的气候使各类病毒细菌虫害滋生，人们极易得病。古人认为，艾叶芳香化浊，可以祛邪避秽，防病强身。

　　可是这次爷爷采的艾草特别多，阳台上还放着好大一捆呢。我不解地问："老爸，采这么多艾草干嘛呢？"爷爷说："给我的小景天治病啊！他不是生奶癣（婴儿湿疹）了吗？艾叶煮水，给他洗澡，最合适不过了。"我高兴地说："太好了，这两天正愁这事呢！"爷爷接着说："这艾叶浴啊功效可大着呢，不仅能缓解湿疹瘙痒，还能防止蚊虫叮咬呢。"中午睡觉前，我就给景天试了试这神奇的艾叶浴。还别说，景天好像特别喜欢艾叶的味道，洗得可开心了。洗完澡，小家伙身上还有股淡淡的艾叶清香呢＾∨＾。抱着他睡在床上，我也不知不觉地进入了梦乡……

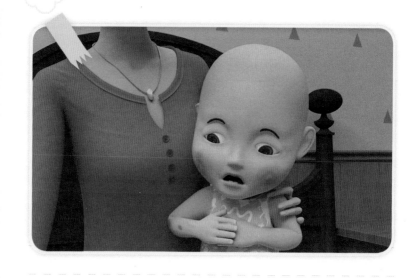

婴儿湿疹是好发于2岁以下婴幼儿的过敏性皮肤病，又称"奶癣"。其皮损形态多样，分布大多对称，常有渗液，伴有瘙痒，好发于头面部，重者可延及躯干四肢，时轻时重，反复发作。如果患儿家族中有人患哮喘、过敏性鼻炎、湿疹等过敏性疾病，宝宝得湿疹的概率会更高。

湿疹的外用治疗很重要，民间常用艾叶煮水外洗来治疗小儿湿疹。现代研究发现，艾叶具有抗菌、抗病毒、抗过敏等作用。而且艾叶煮水外洗柔和不峻，不仅十分适合小儿娇嫩的皮肤，还能防止其他夏季皮肤病的发生。若湿疹较重，患儿瘙痒明显，可配伍金银花、苦参、黄柏、马齿苋等其他中药一起煎汤外洗，亦可配合止痒药膏。

　　不少人认为湿疹是由于皮肤太湿造成的。其实恰恰相反，对于湿疹的治疗，保湿润肤是基础，因此沐浴后需涂抹润肤乳，可一定程度上缓解瘙痒。患儿还应避免食用或接触过敏原；避免外界冷热、衣物、强碱性肥皂等的刺激；修剪患儿指甲，避免因瘙痒抓伤而继发感染；哺乳期的母亲应尽量避免食用辛辣刺激之物，并同时注意患儿乳制品及辅食的选择。

12 　流口水

2017.10.25　晴　☀

　　一岁半的景天还是整天流口水，每天衣服前面都湿一大片，要换好几次围兜。景天一岁的时候我曾请教过爷爷，爷爷说这是正常现象，慢慢会好的，不用太担心，还叮嘱我们不要去捏或亲吻景天的小脸颊，减少刺激。可这半年都过去了，景天还是整天流口水，丝毫没见少，而且断奶之后好像还更严重了〜^〜！

　　上周爷爷拗不过我，终于答应来给景天出出招。爷爷一早起来看了看景天，沉思了一会，哈哈一笑道："小问题，小问题。"随后出门买了些像调料一样的东西，把一半打成了细粉，然后叮嘱奶奶道："这是益智仁，这几天给景天熬粥的时候，稍微放一点一起熬，味道也不难喝。还有一些没打粉的，留着给你泡茶喝吧。你每天晚上起夜四五趟，觉也睡不好，这个还能治疗尿频呢。"

　　还别说，这几天景天的口水明显少多了，连奶奶起夜的次数都明显减少了呢^∨^！这益智仁真是神奇，既能止口水，又能止夜尿，对我们家这一老一少的病还真是有效啊！

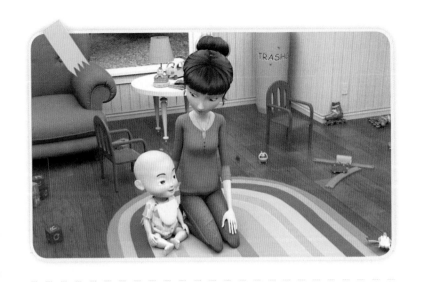

小宝宝从三个月开始，由于唾液腺的发育和功能逐步完善，口水的分泌量逐渐增多，而此时宝宝们面部肌肉还未发育完善，咀嚼能力弱且口腔浅，还不会将唾液咽到肚子里去。因此，从三个月开始，宝宝往往会出现流口水的现象，有的宝宝口水很多，下巴和胸前衣服常常是湿的。以上这些都是正常现象，随着宝宝年龄的增长，逐步学会咀嚼、主动吞咽口水后，这种现象就会慢慢好转或消失。

经常流口水宝宝的家长需注意以下几点：① 宝宝有口水流出，需及时用质地柔软的棉手帕擦拭，擦的时候不要用力过大，最好是沾。② 经常用温水清洗口水流到的地方，涂上润肤霜，以保护宝宝稚嫩的皮肤。③ 跟宝宝嬉戏玩耍时不要捏宝宝两边的脸颊，那样会刺激唾液腺的分泌，加重流口水的情况。

　　如果流口水情况比较严重或一岁半以上仍不时流口水，可在排除口腔感染及某些神经系统疾病外，通过一些食疗的方法来改善，如将具有固津摄唾作用的中药益智仁打粉熬粥服食，能有效缓解流口水的症状，也可加入山药等健脾固涩的食物一起熬粥，效果更好。但需要注意的是益智仁性温热，如出现口水黏稠，口角潮红糜烂，多兼有口气臭秽、小便短赤等热证的小儿并不适合。此外，还可以每日临睡前按摩下嘴唇和下巴之间的承浆穴来减少口水的流出，每次3 ～ 5分钟。

13 虫咬皮炎

2018.03.23　晴　☀

　　今天天气很好，我和老公带景天和紫苏去森林公园看樱花，一家人还坐在草坪上兴致勃勃地野餐。回家后大家都觉得身上痒痒的，拉开衣服一看，呦，身上有好几个小红点﹀︿﹀。爷爷说应该是被虫子咬了，大家都涂抹了一些止痒药膏，瘙痒减轻很多。但是景天的小红点不仅没有缓解，反而更加严重了，甚至出现了红肿，大家好担心。爷爷慢条斯理地说："景天本来就是过敏体质，所以反应比较大。"他从药箱里找出了蛇药片。紫苏好奇地问："爷爷，这不是治疗蛇咬伤的药吗⊙o⊙？"爷爷说："对。但是对一些严重的虫咬伤，它也有疗效哦！"景天不住地摇头说："我不要吃蛇药！"爷爷嘿嘿一笑："你这个样子，还没到要吃的程度呢，外用就行。"他用小铁勺把几片药研碎，加入水调和，敷在了景天红红的皮疹上面。大概过了1个小时，景天高兴地叫："爷爷真棒，现在我不觉得痒了！"

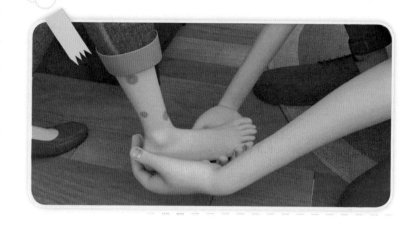

　　春天来了，天气慢慢转暖，被蚊虫叮咬的现象时有发生。对于一般的蚊虫叮咬所致丘疹、红斑、瘙痒，可直接涂抹止痒制剂。不过，常见的清凉油、风油精等含有酒精及有毒的樟脑，所以皮肤敏感的人群及婴幼儿，还是应尽量少用。至于激素类的药物，止痒效果会非常明显，但是宝宝皮肤娇嫩，需要慎用。可选用炉甘石洗液等外用止痒，亦可选用肥皂水或是小苏打冲洗涂抹。瘙痒严重，红肿明显者可口服抗过敏药物治疗。

　　蛇药片不仅可以治疗毒蛇咬伤，治疗蚊虫叮咬效果也很好。对于蚊虫叮咬比较严重的地方，可以取蛇药片碾成粉末后加温水调制成糊状，涂于叮咬处即可。一日2～3次，有非常好的清热解毒、消肿止痒作用。除蚊虫外，被蜜蜂、马蜂等叮咬亦可治疗。如特别严重者亦可口服，但因其含有干蟾皮、蜈蚣、七叶一枝花等有毒中药，所以口服时不可过量及久服，孕妇忌服。

　　若家中无蛇药片，亦可用牛黄解毒片、六神丸、黄连上清片等清热解毒类中成药碾碎外敷，也可起到类似疗效。

14 小儿多汗

2018.04.09　晴　☀

　　最近景天睡觉时，特别容易出汗。才睡着半小时就满头大汗，枕头经常都是湿的。我很担心他是身体虚造成的，于是赶忙向爷爷求救，希望爷爷能开点中药给景天好好补一补。咱可不能输在起跑线上啊！

　　午睡时间，爷爷来看了看小景天，不紧不慢地说："没病没病，不用吃中药。""那这汗是怎么回事？"我还是觉得这汗来得不寻常。"天气这么热，你把他捂得那么严实，他能不出汗么。"爷爷轻笑道："小孩子神经系统发育不完善，代谢旺盛，你又给他盖这么多，他只有通过出汗来调节了。"我若有所悟地点了点头，爷爷拿手绢给景天的小脑袋擦了擦汗，道："你就放心吧，景天的身体好着呢！没有其他不舒服的地方，就不要担心了。记住，天气热别给他盖那么多！"

　　我悬着的心终于放下了。真如古人所言："若要小儿安，须带三分饥与寒。"这点我得好好记着。

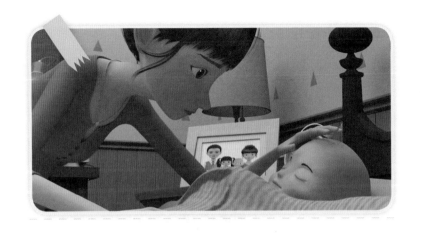

　　小儿多汗大多是正常的，医学上称为生理性多汗。如夏季气候炎热而致小儿多汗；婴幼儿刚入睡时，头颈部出汗，熟睡后汗就减少；宝宝游戏、跑跳后出汗多，一般情况很好；冬天宝宝衣服穿得过多，晚上被子盖得太厚，加上室内空调温度过高，使得宝宝过热而出汗多；有的小儿出汗仅限于头部、额部，俗称"蒸笼头"，亦是生理性出汗。多汗的原因是由于小儿生长发育迅速，新陈代谢较成人旺盛，所产生的热量及代谢产物也相对较多。小儿属于纯阳之体，体质娇嫩柔弱，肌肉皮肤都很薄弱，也更容易出汗。同时，小儿自主神经发育不健全，在入睡时，主管汗腺的交感神经会因失去大脑的控制而一时兴奋，出现汗多现象。如果没有其他异常现象，这完全是正常的，所以家长不用过分担心。

如果小孩平时体质较差，体格瘦弱，伴有午后低热、咳嗽或是烦躁、哭闹、睡眠不熟、方颅、漏斗胸等就属于病理性出汗了。家长平时需要仔细观察孩子有无其他并发症状，如有其他不适症状应及时就医。

15 手足口病

2018.04.15 多云 ☁️

　　最近景天所在的幼儿园出现了几例手足口病，真是不让人省心呐╰(╯^╰)！前天景天有些发热，咳嗽也咳得厉害，我是心急如焚啊，时不时问问爷爷："爸，你说景天到底是感冒还是被传染了手足口病啊？"爷爷不慌不忙地说："别担心，这病初起和感冒类似，之后要看有没有出疹子。要是他的手脚或者嘴里长疱疹就要留心了。指缝里特别容易长疱疹，还容易破溃。那样咱们就得送医院了。"我还是不放心："那现在就只能干等着吗，我们总该做些预防吧！"这时奶奶从厨房端出一锅药茶，得意地说："我早就准备好了^v^！你看，这药茶是菊花、金银花、甘草、生山楂和冰糖熬制的，既好喝，又在一定程度上可以预防手足口病。你这个当妈的平时也要多注意孩子的个人卫生，饭前便后一定要洗手。这病可是通过粪—口途径传播的呦！"还是爷爷奶奶经验丰富啊。从今天开始，就让景天和紫苏两个人喝起来^v^。

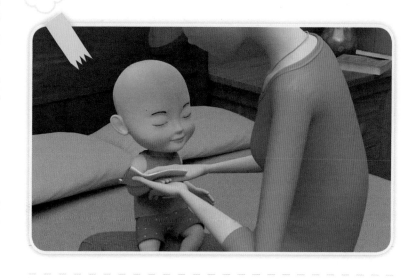

　　手足口病是一种常见疾病，好发于5岁以下儿童，尤以3岁以下婴幼儿发病率最高。春夏、夏秋换季之时是高发期。以手、足、口腔等部位出现疱疹为主要症状。

　　本病主要通过食物、口鼻飞沫及接触传播，因此预防上主要应做到：①"勤洗手、常通风、晒衣服、勿生食、饮开水"是预防手足口病的关键。② 儿童避免到人群聚集、空气流通差的公共场所。③ 房间要保持良好的通风，儿童衣物要勤洗晒。

　　还可服用金银花、菊花等清热解毒药茶，佩戴由藿香、艾叶、肉桂、白芷等中药组成的，具有芳香化浊辟秽作用的中药香囊，都能起到一定的预防作用。

　　另外，对于体质较差，经常感冒的孩子来说，在日常生活中，应积极锻炼身体，也可在医师指导下服用玉屏风散等调节机体免疫力。

16　小儿腹泻

2018.05.05　雨

　　昨天我感冒了，生怕传染给景天，就让老公晚上带着景天睡觉。唉！这个不上心的家伙，晚上光顾着自己睡，连景天踢被子，小肚子着了凉都不知道！果然，早上起来景天就开始拉肚子，一早上就拉了五六趟了～︿～。不过倒是不发热，精神状态也还行。

　　偏偏这两天爷爷奶奶回了老家，我们只能自己想办法了。老公找出儿童腹泻药，可景天就是不吃。没辙了，只好打电话向爷爷求救了。

　　爷爷在电话那头安慰说："不用担心，景天这个状况可以把丁香打成粉和你喝咖啡要放的肉桂粉混合在一起，敷在肚脐上试试。"挂了电话，我赶紧去厨房找来丁香和肉桂，用料理机打成粉末，填在景天的肚脐中，然后找了块小胶布贴在上面。

　　这效果还真不错，从下午到晚上，小景天再也没拉肚子。真的好神奇啊，我们平常煮肉炖菜的调料居然有这等妙用！果然就像爷爷常说的厨房就是个小药铺啊。

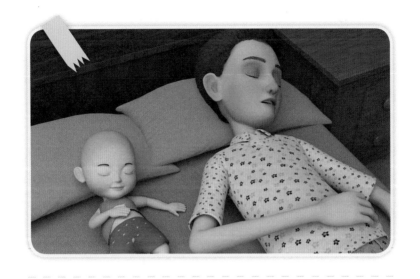

小儿腹泻分为非感染性腹泻和感染性腹泻。如果出现小儿腹泻，先明确一下产生腹泻的原因，如不能明确，建议去医院查一下大便常规。如果是感染性因素造成的，如孩子进食的奶具或食物不洁，致使肠道菌群失调造成的腹泻，需抗感染治疗。

非感染性因素造成的腹泻，多由于饮食喂养不当或受凉引起。其中多见于夏秋季时节，小儿睡后没有注意保护好腹部，或是坐卧潮湿寒凉的地方，脘腹受凉引起腹泻。受凉腹泻多伴有腹痛、大便稀溏，色淡，臭味少，有腹鸣音，小儿的腹部和背部有潮冷感，大便常规无红白脓细胞、病毒检测阴性或大便培养致病菌阴性。

　　研究表明，肚脐给药生物利用度高，且脐部凹陷形成隐窝，药物贴敷形成自然的闭合状态，药物得以较长时间存放，吸收更持久，进入血液循环及淋巴系统，发挥药物的治疗作用，是人体给药，尤其是不便于服药的婴幼儿最佳给药方式之一。从中医角度来看，肚脐给药主要是通过药物的芳香温通作用起到治疗效果的，所使用的丁香和肉桂就是具有芳香药性的健脾温中、散寒止泻的药物。但这种治疗方法只对受凉或虚寒性腹泻疗效较好，对于感染性腹泻来说并不适合。

17 小儿夏季热

2018.06.21 多云

　　每年的"黄梅天"，天气又热又潮湿，真让人难受﹀︿﹀。景天这几天也不安分，每天早上都要发热，有时还会超过38.5℃，不过到了下午，体温就自己降下来了。除了胃口没之前好之外，也没有其他不舒服的症状，精神状态也还可以，所以我也没像之前景天生病时那样紧张担心。不过我比较奇怪的是，家里其他人在这么热的天气里，每天都出一身汗，但感觉景天这几天好像都没怎么出汗⊙○⊙。

　　我把自己的疑惑告诉了爷爷，爷爷将了将胡子道："这是典型的小儿夏季热，3岁以下的小朋友容易发，不用太担心。白天温度高就要开空调，多喝点水。"这个时候老公下班回来了，还带了个大西瓜。爷爷笑着说："回来得正好，赶紧切瓜给景天吃，给他清清热。"老公说："好咧！我还知道这西瓜皮也是好东西，它的学名叫西瓜翠衣，过会儿我把它切下来，给景天煮水喝，清暑解热作用更好！"边说边扭过头去，对着爷爷得意地说："老爸，怎么样，跟着您耳濡目染，我是不是现在也成了半个中医啦？"

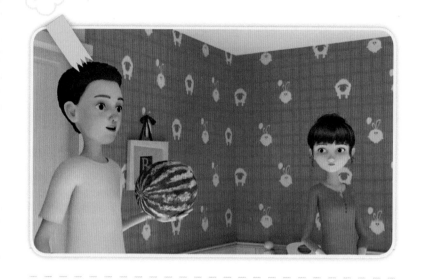

小儿夏季热是由于夏季气候炎热，环境温度高，加上婴幼儿的体温调节中枢发育尚不成熟，不能正常调节体温，导致体温升高。"发热"是小儿夏季热最常见的症状，每天体温呈规律变化。体温每天从清晨起逐步上升、中午持续、午后渐退、傍晚最低，入夜后又开始升高。一直持续到夏季结束为止。其间除了发热及些许食欲不振、哭闹等反应外，没有其他不适症状。

对于小儿夏季热的治疗，基本上不需借助药物，退热药仅是以备不时之需。若孩子发热原因确定是夏季热，最简易有效的治疗方式就是"降温"。把室内温度降至合宜，适当食用西瓜、绿豆等一些具有清热解暑作用的食材，可有效缓解小儿夏季热。

当然，在诊断为夏季热之前，一定要请医师检查，排除其他各种可能引起宝宝发热的原因，如感染性疾病、恶性肿瘤、自体免疫性疾病等，不能单从体温升高就诊断宝宝是小儿夏季热。

18 痱子

2018.07.25　小雨 ☁

今年天气格外热，这个月 40℃以上的高温就占了一半啊！现在已经基本取消了紫苏和景天白天的户外运动，但两个小家伙每天窝在家里还是时不时冒汗。

今早起床突然发现景天脖子、头上出现好多针头大小密集的丘疹，皮肤微微泛红，还老用小手去抓。爷爷看过后说是痱子，去院子里采了些新鲜的薄荷叶，叮嘱我说："天气炎热，汗出不畅，小朋友就容易生痱子。这几天用薄荷叶煮水给孩子们洗澡吧。再让奶奶每天熬点绿豆汤防暑降温，让两个孩子也喝点，防治痱子。"

"家里有痱子粉可以用吧？"爷爷摇头说："痱子粉不能治疗痱子，只能起到预防作用。"爷爷捋了捋胡须，接着说："不过呢，我们可以自制痱子粉，天然又安全。"爷爷走进厨房，用打粉机将晒干的薄荷叶和金银花打成极细粉末，再与前几天刚买的玉米面以 1∶9 的比例混合，安全又环保的痱子粉就制好了。一边的紫苏调皮地说："用了爷爷牌痱子粉，妈妈再也不担心我们长痱子啦^∨^！"

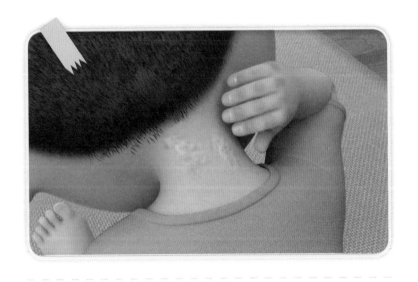

痱子又称"热痱",是由于在高温闷热环境下,出汗过多,汗液蒸发不畅,导致汗管堵塞、汗管破裂,汗液外渗入周围组织而引起。主要表现为小丘疹、小水疱,好发于夏季,多见于排汗调节功能较差的儿童和长期卧床的病人。预防痱子,控制出汗是关键。应加强室内通风散热,衣着宜宽大,勤洗澡,适当饮用防暑降温饮料,如西瓜汁、绿豆汤等。对于出汗较多部位,还可外涂痱子粉或爽身粉等。可用玉米粉、绿豆粉、松花粉等天然植物原料自制痱子粉,也可加入薄荷、金银花等芳香清热中药,能同样起到吸汗、干燥、清凉的作用。

还可以在洗澡水里加点"料":薄荷、野菊花、金银花等都是很好的选择，一般泡洗5～10分钟即可。沐浴后非常凉爽，不仅可以进行治疗，还可以预防痱子。

19 小儿发热

　　昨天，景天和小朋友们一起玩捉迷藏，弄得浑身是泥，满头大汗。一进家门他就径直跑到风扇前去吹风。奶奶见状赶紧关掉了电扇，帮景天擦着汗说："我的小祖宗啊，这样要感冒的！"

　　果不其然，到晚上的时候景天就发起热来，一量体温38.1℃。老公赶紧去找退热药，爷爷拦住他说："先别急着吃药，家里刚好还有点青蒿，煮水给景天洗个澡吧。"我疑惑地问："这能行吗？还是吃退热药吧。"爷爷说："景天状况不严重，现在洗个温水澡，相当于西医说的物理降温，而且青蒿还有解表退热的作用呢。"景天嘟着小嘴说："妈妈，我要洗澡，不要吃药，我最不喜欢吃药啦。""好好好，我们就先试试爷爷的办法吧！"

　　还别说，泡了个热水澡，景天的体温真的降下来了。爷爷真神，让小景天免受了吃药之苦。临睡前，爷爷还专门叮嘱："如果晚上又烧起来也不用担心，先物理降温，如果烧到38.5℃才需要吃退热药！"不过这一整晚，景天都没再发热，睡得也很踏实＾ν＾！

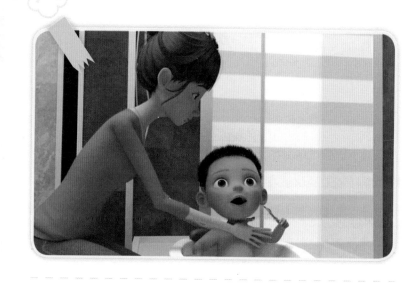

发热是指体温超过正常范围（36～37℃）上限。在多数情况下，发热是身体和入侵病原体作战的一种保护性反应，是人体正在发动免疫系统抵抗感染的过程。最常见的小儿发热是感冒引起的发热。

小儿发热，体温不超过38.5℃。应当多饮水，保证充足的睡眠，在室温允许的条件下适当少穿盖，可用温水擦浴。亦可加入解表退热的中药进行药浴，借助药力和热力，通过皮肤、黏膜作用于机体，促使腠理疏通、气血流畅，从而达到治疗疾病的目的。青蒿因其芳香透邪、苦寒清热之性，成为小儿药浴退热的常用之品。3岁以内用青蒿100克，3岁以上用

200～250克。先将洗澡水烧开，加入青蒿后加盖煮沸1～2分钟，焖出药味儿，待药汤温度适宜时倒入盆中，温洗患儿全身，洗后穿衣盖被片刻，令出微汗。

发热超过38.5℃可以服用退热药。如果小儿发热有以下症状，需尽快送医治疗：① 发热超过3天，未见好转。② 小孩不肯玩耍、胃口差。③ 小儿精神差，嗜睡或不易叫醒。④ 小儿呼吸时有喉喘鸣声。⑤ 小儿呼吸加快、呼吸困难。⑥ 伴有呕吐、腹泻。⑦ 伴有出皮疹。⑧ 出现惊厥或既往有惊厥病史。

20 烫 伤

今天好内疚啊〰〰！午饭刚吃好，我给景天杯子里倒了一杯开水，准备晾好后让他午觉起来喝。这时电话响了，我急忙去接电话，随手把杯子放在了桌边。谁料景天刚好经过，就自己踮起脚去拿杯子。一个没拿稳，杯子掉在地上，里面的热水全浇在了他那只穿着拖鞋的小脚丫上！

我一听见景天大哭，立马就冲了过去，赶紧抱起景天，脱下袜子直接在水龙头处用流水冲。景天右脚脚背还是红了一片，我心疼地自责道："都怪妈妈！"说完，眼泪就不禁掉了下来。爷爷也闻声赶来，细查了伤势后安慰我说："不用太担心，只是有点红肿疼痛，不严重，不严重。"又摸摸还在啼哭的景天的小脑袋说："男子汉要坚强哦，爷爷这就给你做烫伤药去！"

哭累了的景天趴在我的身上睡着了。等景天醒来的时候，爷爷也做好烫伤药了。爷爷手里拿个小瓶，里面装了些黑乎乎的油状物，边用棉签给景天烫伤部位涂抹边说："这可是好东西，蛋黄油！每天涂2次，2天差不多就好了。"我突然想起来："哦，蛋黄油，我以前用它治过乳头皲裂的。"涂抹完，爷爷叮嘱我说："剩下的蛋黄油放冰箱里留好，景天犯湿疹的话，这个外涂也可以治疗。""哇！蛋黄油的功效可真多啊！爷爷好厉害！"我给爷爷点一个大大的赞！

爷爷一转身，呵呵一笑说："晚上十个鸡蛋白可别忘了吃，就当是对你的惩罚了，哈哈！"

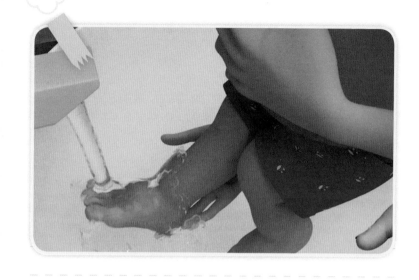

　　烫伤是指单纯由热水、蒸汽、火焰等高温所造成的热烧伤。小儿由于好奇心强、对危险因素的认知能力不足等，在日常环境中存在危险因素时容易发生烫伤意外。

　　发生烫伤后，应及时用清洁的冷水冲洗受伤部位30分钟以上，这样不仅可以减轻疼痛，还能减少余热对深部组织的进一步损伤。对于一些受伤面积小、深度浅的创面（Ⅰ度、浅Ⅱ度），经过冷水浸泡后再涂抹一些抗感染、促进创面愈合的药物后，伤口过几天就会好转愈合，一般不会留下瘢痕。但如果受伤面积大，深度深（深Ⅱ度、Ⅲ度），或者是头面部、会阴部等特殊部位的烧烫伤，在受伤后要及时送往医院救治。另外，需要注意的是，不要在烫伤后涂抹牙膏，这样不仅没有效果，反而会增加医护人员处理的难度，也会带来细菌感染的风险。

鸡蛋油是治疗轻度烫伤的良药，含有丰富的维生素A、维生素D和卵磷脂等。这些物质对人体皮肤的再生和代谢有着重要作用，对治疗水火烫伤效果很好。轻度烫伤时，涂上蛋黄油有清凉感，可使疼痛减轻，防止起疱，不易留烫伤痕迹；对较重的烫伤，后期外涂蛋黄油，也可促使伤口愈合。

21 小儿纳差

2020.04.06 晴转多云 ☁

一大早，乡下的叔叔来看爷爷了，顺便还带来了两只自家养的老母鸡。老公负责杀鸡，取出鸡胗，他把里面一层金黄色的膜剥离下来，"啪"的一声扔进了垃圾桶。爷爷走过，刚好看到这一幕，急忙叫道："别扔，别扔，这可是个好东西呀！千万不能扔掉。"他急步上前，从垃圾桶里捡起了那层金黄色的薄膜。我们一起围了过来。景天好奇地问："爷爷，这是什么呀？"爷爷回答："这是鸡内金，它可是一味好药，能健脾消食！你最近不是胃口不好，不想吃饭吗？把这个晒干，磨成粉，吃下去，保证你能大口大口吃饭喽！"说罢，他转过身，将鸡内金仔仔细细清洗干净，放在阳台上暴晒了。现在我们全家都很期待鸡内金的神奇功效呢^∨^！

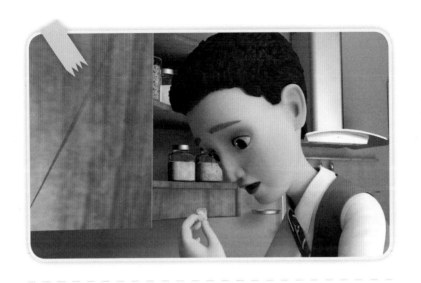

鸡内金是雉科动物家鸡的砂囊内壁。所谓砂囊，是鸡体内盛砂子的"囊"。其内壁呈金黄色，是鸡独有的一个器官。因鸡没有牙齿，食物没法在口腔中粉碎。所以食物在进入胃中消化之前，就需要一个盛满了砂子的砂囊，通过砂子来研磨食物，然后就可以在胃中进行较完全的消化吸收了。因此，古人认为鸡内金具有健脾消食的作用。现代研究也发现鸡内金中含有多种消化酶及胃激素，它不但能够增强胃肠的运动，而且还能促进消化液的分泌，能从根本上解决消化不良的问题。

鸡内金既能够健脾，又能够消食，适合脾胃虚弱又兼有饮食积滞者，以小儿饮食积滞者最具有代表性。治疗时，将干燥的鸡内金磨粉冲服，效果最佳。此外，鸡肫（鸡砂囊的肌层）也是健脾消食的药食两用佳品。

22 蚊虫叮咬

2020.05.21 阴

　　天气越来越热，蚊子也越来越多，可怜的姐弟俩身上被咬得红一块肿一块，不时地挠痒痒。今天我和爷爷去逛超市，打算顺便买点蚊香，却被爷爷拦下了。他神秘地对我说："对付蚊虫，我有绝招！"于是从超市出来后，爷爷带着我直奔中药店，买了艾叶、白芷、苍术、藿香、薄荷等几味中药。回到家，他把中药打成粗粉，装入了几个小布袋中，全家人手一个，随身携带！爷爷得意地说："自制中药驱蚊包，经济有效又环保。"这个驱蚊包味道清香，哈哈，我连香水都省了呢^ν^！

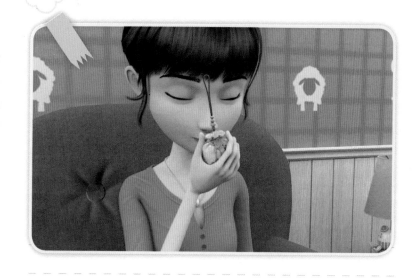

民间曾有"戴个香草袋，不怕五虫害"之说。夏季来临之际，用零碎布料缝制个小袋子，装上一些芳香类的中药制成香包随身佩戴，就可以防暑驱蚊虫啦。

除了驱赶蚊虫，佩戴香囊还能够预防流感以及一些其他经口鼻传播的传染病。因为这类芳香类的中草药有较高含量的挥发油，在人体周围形成高浓度的小环境。通过呼吸道进入人体，能够刺激鼻黏膜，促进鼻黏膜上的分泌型免疫球蛋白含量的分泌，提高身体的抗病能力。同时挥发油对多种致病菌还有抑制生长的作用。

儿童抗病能力较差，很容易患上呼吸道感染性疾病，因此最适合佩挂香囊。香囊对于流行性感冒、手足口病、水痘、流行性脑膜炎、麻疹等传染病均有一定的预防和辅助治疗的作用。

需要注意的是，香囊内药物香味淡了，就要重新放进草药。过敏体质的人和孕妇慎用，半岁以内的新生儿不要贴身佩戴香囊。

23 冬病夏治

2020.07.12　阴

　　景天是过敏体质，从出生开始就没让我省心过。一个多月时发奶癣，3岁之后每年冬天每逢感冒必会引发支气管哮喘〜∧〜。虽然有爷爷在，可是他就是哭闹着不肯吃药。听说医院有穴位贴敷，专治小儿哮喘，我打算带景天去试试。

　　今天是入伏的第一天。一大早，我就和爷爷带着景天去附近中医院的针灸科做穴位贴敷。一进医院，看见穿白大衣的叔叔阿姨，景天立马就哭了起来："我不要打针！不要打针！"看来从小打预防针留下的阴影还在啊！爷爷立刻安慰说："景天乖，我们不打针也不吃药。"可小景天还是一路哭着来到了贴敷室。

　　好家伙！里面的病人可真多！一大半都是小朋友，有些比景天年纪还小，但是没有一个哭的。景天可能感到不好意思了，这才止住了哭泣＾∨＾。等了10分钟，终于轮到景天了。医生把几个小药丸压在景天背部的几个穴位上，拿胶布固定好，叮嘱我们1个小时后就可以揭下来了。居然这么快，我感到很吃惊！不过，医生也说了，需要坚持来一段时间，看来这个三伏天要经常往医院跑了。不过为了来年冬天宝贝少受点罪也值了。

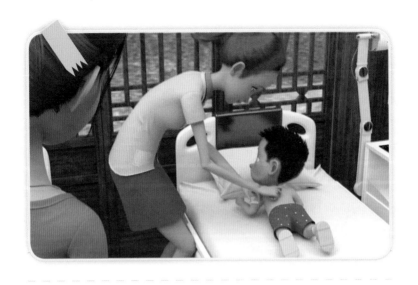

💡 冬病夏治是中医药的特色疗法之一，一般是在三伏天（自然界阳气最为旺盛的时候）进行药物或者非药物疗法，以达到益气温阳、散寒通络的效果，这样就可以起到防治冬季易发疾病的作用。其中最受欢迎的就是三伏贴。三伏时节，人体阳气最旺盛、毛孔开放，此时采取药物穴位贴敷等方法进行调治，药物最易通过穴位循经络直达病所，可起到祛除病邪、调整机体功能的作用。儿童因为身体处于生长发育阶段，气血充盛，且皮肤薄、吸收较成年人好等因素，所以使用"三伏贴"的效果较成人更好。现在小儿已经成为各大医院三伏贴治疗的主力军。三伏贴主要适用于儿童反复呼吸道感染（感冒、支气管炎、肺炎）、哮喘、过敏性鼻炎等疾病。连续贴敷治疗3年效果更佳。

　　儿童进行三伏贴治疗，需注意以下几点：① 由于孩子年龄较小，无法正确表述贴敷部位的感觉，且皮肤较敏感，家长应密切观察贴药后孩子的表情及贴敷部位皮肤的变化，每一刻钟查看一次为好。如首次贴敷更应注意有无过敏现象。② 贴敷期间，应尽量避免吃辛辣、寒凉、刺激性食物；贴敷当天，要避免吹空调、风扇。③ 如果有发热、过敏等不适症状，应暂停贴敷。

24 小儿尿频

2020.09.15 雨

一眨眼景天已经上中班了，不过不知道是不是换了教室和老师的原因，他总说要小便，一天差不多要小便十多次，特别是大人批评他的时候。幼儿园的班主任潘老师也发现了这个问题，为此潘老师还专门来家访过。我担心是不是孩子有什么心理方面的问题，然而爷爷却胸有成竹地说："不要紧，包在我身上。"

爷爷拔了些车前草，采了点竹叶，这几天景天每天都喝3次。你还别说，尿频明显改善了！今天奶奶的闺蜜王大妈刚好来串门，说起他5岁的孙子晚上还经常尿床，奶奶立马推荐了车前草加竹叶的组合，告诉王大妈这个能减少小便次数。爷爷听罢摇摇头说："孩子体质不一样，不能乱用药啊！让小宝晚上睡前少喝点水，每天可以吃点覆盆子、白果，不仅能治尿床，营养还丰富。如果不行的话，下次带来让我把把脉吃吃药。"景天这时从他房间冲出来："爷爷，我也要吃覆盆子和白果！"这个小馋猫，一听到吃就来劲^v^！

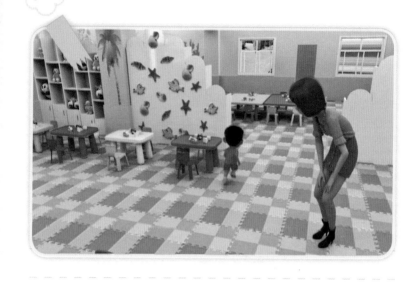

神经性尿频多发于学龄前儿童，尤以4～5岁为多见。表现为每天排尿次数增加但无尿量增加，尿常规检查正常。主要在上床睡觉前、吃饭或上课时出现尿频现象，在精神轻松愉快或专注于游戏、玩耍时则不出现症状，睡眠后也无尿频。其实，神经性尿频症患儿并没有器质性的病变。诱发本病的主要原因：一方面是孩子大脑皮层发育尚不够完善；另一方面生活中一些不良的刺激因素，如生活、学习环境的改变，父母的突然分离、亲人的死亡，以及对某些事物的恐惧等，这些都可能会使孩子精神紧张、焦虑，使排尿功能发生障碍，表现出小便次数增多。

家长对神经性尿频的患儿要有耐心，不要嘲笑或训斥，要反复告诉孩子，他们是健康的，尿频症状很快会改善，消除孩子的不良心理因素，并鼓励患儿说出内心烦恼的事情。对于证属中医心经热盛的神经性尿频症（多与不良心理刺激有关，出现小便频数色黄，或兼有口舌生疮）患儿，可选用具有清心利尿功效的车前草及竹叶煎服，有一定缓解作用。对于其他类型的尿频可以采用覆盆子或者白果食疗，两者均有缩尿、减少小便排出量的作用，同时又是药食两用的佳品，最适合遗尿、尿频的小孩子服用了。不过白果有一定毒性，不可生食，不宜过量服用，每日4～5颗即可。

另外，还要提醒广大家长的是，要重视小儿尿频现象，早去医院做一些尿常规方面的相关检查。明确疾病的诊断并给予有效的防范和干预，对家长来说，这才是最为重要和正确的选择。

25 小儿食积

2021.06.28 阴

　　今天是我的"小棉袄"紫苏9岁的生日，中午外公请客，大家一起去西餐厅吃自助餐。其实我这个做妈妈的是反对的，因为这两个宝贝，尤其是景天，吃起自助餐来就跟不要钱似的，什么都往嘴里塞，真怕他们又吃撑了！但姐弟俩执意要去，我也不能扫他们的兴。

　　果不其然，两个小肚皮很快就被撑得滚圆滚圆了，真愁人！爸爸看出我的担心来，偷偷和我说："别担心，我早有准备！"只见他从口袋里掏出几颗红彤彤的山楂果。景天和紫苏看见了直摇头："爸爸，太撑了，什么水果都吃不下了！"爸爸说："瞧你们两个贪吃鬼，这个山楂就是来给你们消食用的。"紫苏眼前一亮，说"哇！山楂这么神奇啊！"说话间，景天已经几个山楂下肚了。真是服了这个小馋猫！

　　大半天过去了，景天也没再像以前吃完自助餐那样喊肚子不舒服了。看来这山楂消食确实有效！

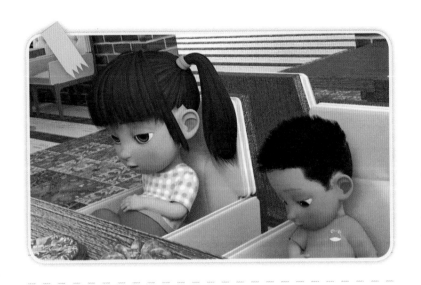

由于小儿饮食不能自我节制，常常暴饮暴食而造成饮食停滞，这就是食积。主要表现为不思乳食、腹胀腹痛、饱嗝嗳腐、大便酸臭、便秘或腹泻等症状。对于食积的治疗，首先应控制饮食，特别是伴有呕吐、腹泻的患儿，可以暂时禁食8～12小时。并服用具有消食作用的药物，如健胃消食片、大山楂丸等中成药制剂。而山楂作为一种药食两用水果，对于小儿来说，接受程度更高。而且山楂最擅长消化肉食积滞。建议食用大鱼大肉之后来几颗山楂，既酸甜美味，又能消积化滞。

食积的预后一般较好，也有少数患儿食积日久，迁延失治，脾胃功能严重受损，导致营养和生长发育障碍，形体日渐羸瘦，可转化成疳证，也就是西医所称的营养不良。因此，小儿饮食要尽量做到有节制，控制数量和餐数，不宜暴饮暴食。